·中医非物质文化遗产临床经典读本

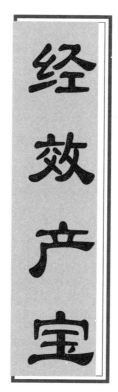

经效产宝

唐·昝殷 著

朱定华 杜晓明 校注

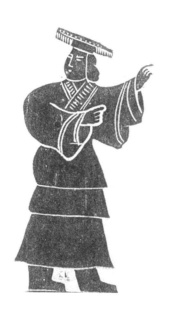

中国医药科技出版社

图书在版编目（CIP）数据

经效产宝/（唐）昝殷著；朱定华，杜晓明校注 . —北京：中国医药科技出版社，2011.1

（中医非物质文化遗产临床经典读本）

ISBN 978 - 7 - 5067 - 4625 - 0

Ⅰ.①经…　Ⅱ.①昝…②朱…③杜…　Ⅲ.①中医产科学－中国－唐代　Ⅳ.①R271.4

中国版本图书馆 CIP 数据核字（2010）第 046991 号

版式设计　郭小平

出版　中国医药科技出版社
地址　北京市海淀区文慧园北路甲 22 号
邮编　100082
电话　发行：010 - 62227427　邮购：010 - 62236938
网址　www. cmstp. com
规格　710×1020mm $^1/_{16}$
印张　5 $^1/_4$
字数　38 千字
版次　2011 年 1 月第 1 版
印次　2024 年 6 月第 2 次印刷
印刷　大厂回族自治县彩虹印刷有限公司
经销　全国各地新华书店
书号　ISBN 978 - 7 - 5067 - 4625 - 0
定价　14.00 元
本社图书如存在印装质量问题请与本社联系调换

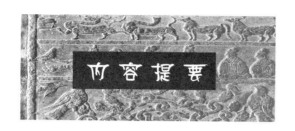

　　《经效产宝》包括上、中、下3卷及续编1卷。唐·昝殷著,为我国现存最早之产科医学专著。上卷列述妊娠病证12论、产难4论,包括安胎、食忌、恶阻、漏胞下血、身肿腹胀、胎衣不下以及难产诸疾证治与方药;中卷、下卷分列产后25论,阐述产后诸疾防治及其方药证治。续编介绍周颋、李师圣、郭稽中等产科方论。全书注重妇女妊娠期以养胎保胎为主,治疗上力求调理气血、补益脾肾为辅,对后世妇产医学发展产生重大影响,为不可多得的中医产科临床参考书之一。

出版者的话

中华医学源远流长，博大精深。早在两汉时期，中医就具备了系统的理论与实践，这种系统性主要体现在中医学自身的完整性及其赖以存续环境的不可分割性。在《史记·扁鹊仓公列传》中就明确记载了理论指导实践的重要作用。在中医学的发展过程中，累积起来的每一类知识如医经、方剂、本草、针灸、养生等都是自成系统的。其延续与发展也必须依赖特定的社会人文、生态环境等，特殊的人文文化与生态环境正是构成中医学地域性特征的内在因素，这点突出体现在运用"天人合一"、"阴阳五行"解释生命与疾病现象。

但是，随着经济全球化趋势的加强和现代化进程的加快，我国的文化生态发生了巨大变化，中国的传统医学同许多传统文化一样，受到了严重冲击。许多传统疗法濒临消亡，大量有历史、文化价值的珍贵医药文物与文献资料由于维护、保管不善，遭到损毁或流失。同时，对传统医药知识随意滥用、过度开发、不当占有的现象时有发生，形势日益严峻。我国政府充分意识到了这种全球化对本民族文化造成的冲击，积极推动非物质文化遗产保护。2005年《国务院办公厅关于加强我国非物质文化遗产保护工作的意见》指出："我国非物质文化遗产所蕴含的中华民族特有的精神价值、思维方式、想象力和文化意识，是维护我国文化身份和文化主权的基本依据。"

中医药是中华民族优秀传统文化的代表，是国家非物质文化遗产保护的重要内容。中医古籍是中医非物质文化遗产最主要的载体。杨牧之先生在《新中国古籍整理出版工作的回顾与展望》一文中说："古代典籍是一个民族历史文化的重要载体，传世古籍历经劫难而卓然不灭，必定是文献典籍所蕴含精神足以自传。……我们不能将古籍整理出版事业仅仅局限于一个文化产业的位置，要将它放到继承祖国优秀文化传统、弘扬中华民族精神、建设有中国特色的社会主义的高度来认识，从中华民族的文化传统和社会主义精神文明建设的矛盾统一关系中去理解。"《保护非物质文化遗产公约》指出要"采取措施，确保非物质文化遗产的生命力，包括这种遗产各个方面的确认、立档、研究、保存、保护、宣传、承传和振兴"。因此，立足于非物质文化遗产的保护，确立和展示中医非物质文化遗产博大精深的内容，使之得到更好的保护、传承和利用，对中医古籍进行整理出版是十分必要的。

而且，中医要发展创新，增强其生命力，提高临床疗效是关键。而提高临床疗效的捷径，就是继承前人宝贵的医学理论和丰富的临床经验。在中医学中，经典之所以不朽是因其经过了千百年临床实践的证明。经典所阐述的医学原理和诊疗原则，已成为后世医学的常规和典范，也是学习和研究医学的必由门径，通过熟读经典可以启迪和拓宽治疗疾病的思路，提高临床治疗的效果。纵观古今，大凡著名的临床家，无不是在熟读古籍，继承前人理论和经验的基础上成为一代宗师的。因此，"读经典做临床"具有重要的现实意义。

意识到此种危机与责任，我社于2008年始，组织全国中医权威专家与中医文献研究的权威机构推荐论证，按照"中医非物质文化遗产"分类原则组织整理了本套丛书。本套丛书包括《中医非物质文化遗产临床经典读本》（70种）与《中医非物质文化遗产临床经典名著》（30种）两个系列，共100个品种。其所选书目精当，涵盖了大量为历代医家推崇、尊为必读的经典著作，也包括近年来越来越受关注的，对临床具有很好指导价值的近代经典作品。

本次整理突出了以下特点：①力求准确：每种医籍均由专家遴选精善底本，加以严谨校勘，为读者提供准确的原文。②服务于临床：在书目选择上重点选取了历代对临床具有重要指导价值的作品。③紧密围绕中医非物质文化遗产这一主题，选取和挖掘了很多记载中医独特疗法的作品，尽量保持原文风貌，使读者能够读到原汁原味的中医经典医籍。

期望本套丛书的出版，能够真正起到构筑基础、指导临床的作用，并为中国乃至世界，留下广泛认同，可供交流，便于查阅利用的中医经典文化。

本套丛书在整理过程中，得到了作为本书学术顾问的各位专家学者的指导和帮助，在此表示衷心的感谢。本次整理历经数年，几经修改，然疏漏之处在所难免，敬请指正。

中国医药科技出版社
2010年12月

校注说明

《经效产宝》为唐·昝殷著，约成书于唐·大中六至十一年间（852～857年），系我国第一部中医产科专著。昝殷，四川成都人，约生活于唐代中后期。精于医，擅长妇、幼科，官至成都医学博士。大中六年（852年），白敏中时任剑南西川节度使，驻守成都。适逢其家中有患产乳病而濒危者，遂遍访名医。昝殷应荐赴治，以自备之378首临证验方，辨证施治，使病者应手而起。白敏中叹其医术精湛，不仅将昝殷之378首验方赐名为《产宝》，并让其留在身边随军治病，使昝殷又获随军节度之官名。

昝殷之《产宝》成书以后，不久则散佚在民间，由于距今相隔年代久远，故后世对其著录亦尚不一致。据史料考证：宋·赵希弁《读书后志》称为2卷，方278道；元·马端临《文献通考》亦称2卷，方378道；又唐人周颋原序称52篇，方371道；朝鲜《医方类聚》则云存320余方，40篇。皆因未见其书，故使诸书记载众说不一。直至清光绪三年（1877年），江西婺源张金城从日本购回本书之抄本，并予于刊刻，才以《经效产宝》为书名而展现在世人面前，然其内容有否脱遗，只能存疑待考了。

《经效产宝》之现存版本，据《全国中医图书联合目录》载录，仅有清光绪三年、七年及十四年刻本，另有1955年人民卫生出版社据光绪十四年重刻本之影印本。

此次整理校勘，乃以中国中医科学院图书馆馆藏善本，即清光绪七年凌德刻本为底本，以光绪十四年重刻本为主校本，具体整理校注如下。

一、底本原无目录，今据正文重编目录。

二、底本因刻误之错字，能辨认者则径改，不出校注。

三、底本凡有脱文，则据校本补之，并出校说明。

四、对书中之通假、异体、俗写字，如：消－硝、洋－烊、煖－暖、椀－碗、癎－痫、胶－艽、搞－捣、畜－蓄等，均作径改而不出校注。

五、原书为竖排繁体，此次整理改为横排简体，故原书中方药之"右几味"、"右为末",径改为"上"。

总之,本书作为我国第一部中医产科专著,其遗存的产科临床治疗文献,对后世中医妇产医学之发展产生的积极影响乃不可低估。

校注者

2009 年 9 月

序

  婺源张君金城，近购得日本所刻唐节度随军咎殷撰集《经效产宝》书版，随以印本示余。余读其书，凡上、中、下三卷，后附续编一卷。书中薯蓣作薯药，避唐讳而不避宋讳，复考《新唐书·艺文志》有博士咎商著《心鉴》五卷，或即斯人避殷作商，其为北宋本无疑。日本邦人于医家旧籍考察最精，近如北宋本《千金方》、元大德本《千金翼方》显于沪上，影宋本《外台秘要》购自粤东。今得是书，唐贤撰述，并可宝贵。余家虽习医，苦于收藏无多，兹就所见书诸卷端，至若方药之合宜，在乎明晳者取择焉。

       光绪七年春正月归安凌德书于尚素轩

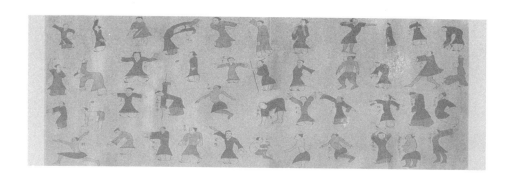

目录

经效产宝

目

录

卷之上

节度随军昝殷撰集

相国白敏中家藏善本

妊娠安胎方论第一凡十一道

疗妊娠三四个月腹痛，时时下血。

续断八分　艾叶六分，炒　当归六分　竹茹四分　干地黄六分　阿胶四分，炙　鸡苏四分

上以水一升，煎取六合，去滓，空心，再服。隔日更服。

治妊娠六七个月，忽胎动下血，肠痛不可忍。

芎劳八分　桑寄生四分　当归十二分

上以水一升半，煎取八合，下清酒半升，同煎取九合，分作三服。如人行五六里，再温服。

治妊娠下血，时时漏血，血尽子死。

生地黄汁三合　清酒三合

上相和，煎三四沸，空腹，分温温服。

1

治妊娠心头妨满，两胁胀，不下食。

槟榔三个　人参四分　柴胡五分　枳壳四分　肉豆蔻二分

生姜二分　桑寄生四分

上以水二升，煎取六合，分温三服。

治妊娠身伤寒，头痛壮热，肢节烦痛。

前胡六分　石膏十二分　大青四分　子芩五分　知母四分　山栀四分　葱白七茎　甜竹茹三分

上水二升，煎取八合，食后，分温三服。

治妊娠胎动，腰痛及下血，安胎。

当归四分　芎藭四分　葱白二、七茎　艾叶二分　茅根六分　鹿角胶六分，炙为末

上水二升，煎取八合，空心，热吃三服。

治妊娠损动，安胎。

鲤鱼一斤　粳米一斤

上作臛食之佳。

治妊娠呕吐不食，兼吐痰水。

生芦根十分　橘皮四分　生姜六分　槟榔二分

上以水二升，煎取七合，空腹热服。

治妊娠胁满腹胀，心胸烦，见饦即吐，渐加赢瘦。

赤茯苓　前胡各四分　小半夏四分，汤洗　生姜三分　白术一分　大腹子五个　麦门冬六分，去心　槟榔五枚　紫苏四分

上水二升，煎取八合，空心，分温三服。

治妊娠常苦烦闷，此是子烦，宜服此方。

茯苓八分　防风六分　知母六分　竹沥三合，温用　生麦冬十二分

上水二升，煎取七合，下竹沥，食后作两服。

治妊娠胎动不安，烦闷。

当归四分　芎劳三分　阿胶二分，炙，临时入　葱白十四茎　豉八合　桑寄生四分

上水二升，煎取八合，下阿胶，空腹，分两服。

妊娠食诸物忌方论第二凡五道

食鸡肉与糯米共食，令子生白虫。

食鲤鱼及鸡子，令子多疳。

食羊肝，令子多厄。

食鸭子，令子倒生。

食兔肉、犬肉，令子缺唇，无音声。

益气滑胎令易产方论第三凡一道

润胎益气，令子易生，诃子丸。

槟榔八分　芎劳三分　吴茱萸三分　诃子皮三分，蒸

上为细末，炼蜜为丸，如绿豆大，空心，酒下十

九丸、二十丸。自七八个月，服至分解。

妊娠恶阻呕吐不食方论第四凡四道

论曰：夫阻病之候，心中溃溃，头旋眼眩，四肢沉重懈怠，恶闻食气，好吃酸咸果实，多卧少起，。三月、四月多呕逆，肢节不得自举者，以此治之。

人参八分　厚朴六分，炙　茯苓十三分　葛根八分白术十二分　橘皮六分　生姜十一分，切

上水七升，煮二升，分温三服。忌桃、李、醋等物。

治妊娠三四月呕吐，恶闻食气。

橘皮　青竹茹　生姜　茯苓　白术各二两

上水六升，煎二升，分温三服。忌同前。

治妊娠阻病，心中聩闷，见食呕吐，憎闻食气，肢节烦疼，身体沉重，多卧嗜睡，黄瘦方。

人参　橘皮各八分　茯苓十二分　生姜十二分　甘草十二分　大枣十二枚　生麦门冬子二十分，去心

上水五升，煎取二升，分温三服。忌菘菜、醋等。凡妊娠恶食者，以所思食，任意食之，必愈。

胎动不安方论第五 凡十八道

论曰：安胎有二法，因母病以动胎，但疗母疾，其胎自安。又缘胎有不坚，故致动以病母，但疗胎则母瘥，其理甚效，不可违也。胎不动，不知子死生者，但看唇口，青者儿死母活；口中青沫出者，子母俱死；口舌赤、青沫者，母死子活也。

疗胎数落而不结实，或冷或热。

甘草三两　黄芪　人参　白术　芎䓖　干地黄
吴茱萸各二两

上为末，空腹，酒调二钱。忌菘菜、醋等物。

治胎动不安。

好银煮去水

上着葱白作羹，食之佳。

治胎动下血，心腹绞痛，儿在腹死活未分，服此药，死即下，活即安，极妙。

当归三两　芎䓖六两

上水四升，酒三升，煮取三升，为三服。

治妊娠二三月，及七八月，胎动不安，或腰肚痛，有血下。

芎䓖　当归各四两　艾叶二两　甘草一两　阿胶二两，炙上水五升，煮取二升，分温三服。古方无艾叶。

治妊娠抢心，下血不止，腰腹痛不可忍。

上银一斤，水一斗，煎取七升　芎䓖四两　当归四两

阿胶三两　生地黄五两

上以前银水，煮取二升，分三服。

治妊娠无故胎动不安，腹内绞痛。

葱白切，一升　阿胶三两，炙　当归四两　川芎四两

桑寄生

上取银水七升，煮药取二升半，分三服。

治妊娠五、六月，胎犹不安，不常处。

白术三两　厚朴二两　旋覆花一两　黄芩二两　茯

苓三两　生姜二两　枳壳二两　芍药二两，炙令黄色

上以水七升，煮取二升半，食后，分温五服。

治胎动不安。

熟艾二两　葱白切，一升　阿胶二两，炙

上水四升，煮取一升半，分温二服。

又方：芎䓖二两　葱白切，一升

上水七升，煮取二升半，分温三服。

治妊娠冷热，腹内不调，致胎不安。

当归三两　干姜三两　芎䓖四两　艾叶二两

上水四升，煎取二升，分为四服。

治妊娠经八九个月，或胎动不安，因用力劳乏，心腹痛，面目青冷，汗出，气息欲绝，由劳动惊胎之

所致也。

钩藤二两　茯神　人参各二两　当归二两　桔梗三两

寄生一两

上水五升，煎取二升，分为三服。忌猪肉、菘菜。
若烦热，加石膏五两，临月加桂心二两。

治妊娠，因夫所动，困绝。

上取竹沥饮一升，立愈。

疗妊娠被惊恼，胎向下不安，小腹痛连腰，下血。

当归　芎䓖各八分　阿胶六分，炙　人参六分　艾叶
四分　大枣十二枚　茯苓十分

上水四升，煮取二升，分为三服。

治堕胎忽倒地，举动擎促，腹中不安，及子死腹
中不出。

芎䓖一两

上为末，服寸匕，须臾三服，立出。

治胎动冲心，烦闷欲死，安胎止痛。

甘草炙　当归　芎䓖　人参　阿胶各二两　葱白
切，一升

上以水七升，煎取二升，分为三服。

疗妊娠忽黄汁下如胶，或如小豆汁。

粳米五升　黄芪五两

上以水七升，煎取二升，分为四服。

治妊娠胎动欲落，肚痛不可忍。

上银一斤　茅根去黑皮，切，二斤

上以水九升，煮银取二升，入清酒一升，同煎茅根，取二升，分为三服。

疗妊娠腹内冷痛，忽胎动。

薤白切，一升　当归四两

上以水五升，煎取二升，作三服。

妊娠漏胞下血方论第六凡六道

疗漏胎下血不止，胞干即死，宜急治之。

生地黄汁一升　酒五合

上同煎三五沸，分三服，频吃，瘥。

治妊娠下血不止，血尽子死。

生干地黄为细末

上酒服方寸匕，日三服，夜一服，即愈。

治妊娠下血不止，及腹内冷者。

生地黄　干姜

上两味等分，同煎服。

治妊娠无故卒下，血出不绝。

阿胶三两，炙

上清酒一升半，煎取一升，顿服。

又方　生地黄八两

上捣碎，以酒浸，绞取滓，分两服，以止为度。

疗妊娠下血如月信来，若胞干则损子伤母。

干地黄五两　干姜五两

上以水六升，煎取二升，下蜜少许，更煎两沸，分二服。

妊娠心腹腰痛方论第七 凡十一道

治妊娠二三月，腹痛腰痛。

当归三两　阿胶炙　甘草各二两　葱白切，一升

上水七升，煮取二升，分三服。忌猪肉、菘菜、醋等物。

治妊娠三五月已来，忽心腹绞痛。

大枣十四枚，烧令焦

上取小便调服之。

治妊娠心腹痛，不可忍。

盐一斤，烧令赤

上以两指取一撮，酒调服之。

治妊娠遍身痛，或冲心欲死，不能饮食。

白术五两　黄芩二两　芍药四两，炙令黄

上以水六升，煮取二升半，为三服，缘胎有水致痛，兼易产。

治妊娠卒心痛，气欲绝。

芎䓖　当归　茯苓各三两　厚朴三两，炙

上水六升，煎取二升，分为两服。忌食如前。

治妊娠腰背痛，反复不得。

鹿角一枚，长五、六寸，烧令赤，酒中淬之，冷又烧之，更淬，以角碎为度。

上取酒饮之，作散服，鹿角亦得。

疗妊娠先患冷气，忽冲心腹，痛如刀刺。

芎劳　人参　茯苓　吴茱萸　桔梗　当归各三两
厚朴炙　芍药炙，各二两

上水九升，煎取三升，分三服，气下即瘥。

治妊娠患腹痛，并胎动不安。

葱白切，一升　人参　厚朴炙　阿胶炙　芎劳各二两
当归三两

上水七升，煎取三升，分作三服。

治妊娠疼痛，不可忍，或连胯痛，先服此散。

杜仲四两　五加皮　阿胶炙　狗脊　防风　川芎
细辛　芍药各三两　萆薢三两　杏仁八十枚，去尖

上水九升，煮取二升，去滓，下胶，作三服。

治妊娠三、两月，腰痛不可忍者。先服前散，后服此丸。

续断　杜仲各十分　芎劳三两　独活三两　狗脊
五加皮　萆薢　芍药　薯药　诃子以上各八两

上为末，蜜和为丸，梧桐子大，空心，酒下四十九丸，日再服。

治触动胎，以致腰痛背痛。

杜仲　五加皮　当归　芍药炙　芎䓖　人参　萆

薢各三两

上以水七升，煎取二升半，分温三服。

妊娠伤寒热病防损胎方论第八凡五道

论曰：非即之气，伤折妊妇；热毒之气，侵损胞

胎。遂有堕胎漏血，俱害子母之命。

治妊娠伤寒，骨节疼痛，壮热，不急治，则胎落。

葱白切，一升　前胡　葛根　石膏各十分　青黛六

分　升麻八分　栀子十二分

上以水七升，煮取两升半，分三服。

治妊娠头痛壮热，呕吐，不下食，心烦热。

青竹茹　葛根　知母各三两　芦根一升　生麦门冬

四两，去心

上水七升，煎取三升，分三服。

治妊娠时气头痛，腰背强，壮热。

升麻　青黛　前胡　黄芩　山栀各二两　葛根三两

石膏八分

上水五升，煎取三升半，分为三服。

治妊娠妇六七月，伤寒热入腹，大小便秘结不痛，

蒸热。

前胡十分　大黄　石膏各二十分　栀子仁十枚　知母　黄芩　茯苓　生姜各八分

上水八升，煎取二升半，后下大黄，更煎三、五沸，分作三服。

治妊娠伤寒，苦热不止，身上斑出，忽赤忽黑，小便如赤血，气欲绝，胎欲落。

栀子仁　升麻各四两　黛青二两　石膏八两，碎　葱白切，一升　生地黄二十分　黄芩三两

上水九升，煎取三升，作三服。忌热物。

妊娠患淋小便不和方论第九凡二道

治妊娠患淋，小便涩不利，小腹水道热痛。

冬葵子一升　芍药二两，炙　黄芩　茯苓　车前子各三两

上以水七升，煎取两升，分温三服。

妊娠下痢黄水赤白方论第十凡七道

论曰：妊娠下痢，皆因误食生冷、肥腻，冷即色白，热即黄赤，气不和，赤白相兼，搅刺疼痛，脾胃不调之所致也。

治妊娠患痢脓血，状如鱼髓，小腹绞痛难忍。

薤白切，一升　地榆　醋榴皮　黄连各三两　阿胶
二两，炙

上水七升，煎取两升半，分三服。忌生冷、肥腻。

治妊娠痢白脓，腹内冷。

干姜四两　赤白脂六两　粳米一升，炒令黄色

上水七升，煎取两升，分三服。忌如前。

疗妊娠腹痛，下痢不止。

黄连　石榴皮　当归各三两　阿胶二两，炙　艾一
两半

上水六升，煎至二升，分为三服。忌如前。

疗妊娠下痢，腹内痛，脓血不止。

黄连八分　厚朴炙　阿胶炙　当归各六分　艾叶
黄蘖各四分　干姜五分

上为末，空心，米饮调下一匙，日进三服。

疗妊娠脐下刺痛，大便白，昼夜三、五十行。

根黄厚者涂蜜，炙令焦　大蒜炮令烂熟

上大蒜去皮，研如膏，和根黄末为丸，如梧桐子
大，空心，粥饮三十丸，日进三服妙。

疗妊娠痢黄水不绝。

厚朴三两，炙　黄连二两　豆蔻五枚，连皮

上水二升，煮取一升，频服。忌如前。

治妊娠忽被惊，奔走堕胎，下血不止兼痛。

干地黄四两　当归　艾叶各二两　阿胶炙　芎各三两

上水七升，煮取二升半，分作三服。痛加杜仲、五加皮各三两。

治妊娠水气身肿腹胀方论第十一<small>凡四道</small>

论曰：脏气本弱，因产重虚，土不克水，血散入四肢，遂致腹胀，手足面目皆浮肿，小便秘涩。

治妊娠身肿有水气，心腹胀满，小便少。

茯苓<small>四两</small>　杏仁<small>去尖</small>　槟榔仁<small>三两</small>　旋覆花　郁李仁<small>各一两</small>

上水六升，煮取二升，分温温服，小便通即瘥。

治妊娠四肢皮肉拘急及肿。

桑白皮<small>切，二升</small>　樟桂根<small>一两</small>　赤小豆<small>二升</small>

上水一斗二升，煮二味取七升，下小豆煮令熟，先食豆，候汤即饮其汁，小便利即瘥。

治妊娠遍身洪肿方。

葶苈子<small>十分</small>　白术<small>二十分</small>　茯苓<small>二两</small>　桑白皮<small>二两</small>　郁李仁<small>八分</small>

上水六升，煎取二升，作两服，小便利即瘥。

又方　泽泻<small>三两</small>　葶苈子<small>三两</small>　白术<small>六两</small>　枳壳<small>炙</small>　茯苓<small>各六两</small>

上制度，服食如前。

妊娠《千金》易产方论第十二 凡六道

论曰：夫妇人特将产，至重者胞衣也。凡胞衣不出者，世谓之息胞，由产时用力过度，已产而体已瘦顿，不能更用气，经停之间，而外冷气乘之，则血涩逆否，故令胞衣不出，则不得断脐浴沐，冷气伤儿则成病也。

旧方：胞衣不损儿者，依法截脐，而以物系其带一头，所有产时看生人，不用意谨护而率挽胞系，断其胞，上掩心而夭命也。凡欲产时，必先脱常所着衣裳，以笼灶神，验。

灶下土一大寸，研碎

上用好醋，调令相和，纳于脐中，续取生甘草汤三、四合服。

又方　槐子四十枚　蒲黄一合

上酒煎温服，须臾未效，更进一服。

又方　生地黄汁五合　生姜汁半大合

上煎三四沸，顿服之。

又方　槐子槐枝切，一升最好　瞿麦八分　牛膝八分

通草十二分　白榆切，一大升　冬麻仁一大升，研

上水五升，煎二大升，去滓，下麻仁，分三服。

《小品》颜服散，令易产。母疾病，未生一月以前

预服，过三十日，行步不觉儿生。

甘草八分　粳米一合　大豆黄炒　黄芩　干姜　桂心　吴茱萸　冬麻仁研如泥，各二分

上为末，空腹暖酒服方寸匕。忌生冷、肥腻。

又　易产方。

飞生鸟一只，烧　槐子十四枚　故箭羽十四片，烧

上为末，蜜为丸，梧子大，觉痛，服三十丸，未产，须臾再服之。

治产难诸疾方论第十三凡十二道

易产方

榆白皮十四分　通草十二分　葵子三合　滑石　瞿麦各八分

上水二升，煎取八合，分温三服。

又方　羚羊角一枚，烧刮取末

上以酒调方寸匕服。

又方　滑石八分　葵子一合　榆皮十二分　牛膝六分

上水一升八合，煎取六合，再服。

又方　含醋噀面，闷即噀之。

又方　吞槐子七枚，即下。

又方　吞鸡子白两枚，即产。

又方 两手各把一石燕，立产。

又方 兔皮和毛烧灰，研

上以酒调两钱匕，即产。衣不下，服之即下。

又方 大麻根三茎

上水一升，煎取半升，顿服立产，衣不下，服之即下。

又方 弓弩弦烧灰

上为末，酒调方寸匕，服之立下。

又方 铜弩牙

上烧赤，投于醋三合内良久，顿服立产。

又方 麝香一钱

上研，水调服之，立产。

难产死生方论第十四凡八道

疗胎死腹中不出，母气欲绝。

水银二两

上顿吞之，儿立出。

治产横倒不出。

上令夫唾口中二七遍，立出。

疗产经数日不出，或子死腹。

瞿麦六两 通草三两 桂心三两 榆白皮切，一升

上水九升，煎取三升，分三服。

又方　瞿麦

上水煮取浓汁，服之佳。

疗子死腹中不出。

伏龙肝为末，三钱

上酒调服之。土当儿头顶上戴出妙。

又方　朱砂一两

上水煎数沸，然后取酒和服之。

又方　水银二两

上水煮二三十沸，服之立产。

滑胎易产。

白蜜　苦酒　猪脂各一升

上相和，煎三四沸，临腹痛时，以热酒调下三四钱匕，不过五六服，即出。

难产令易产方论第十五凡七道

论曰：夫难产者，内宜用药，外宜用法，盖多门救疗，以取其安也。

疗产难坐草数日，困乏不能生，此为母先有病，经络俱闭所然。

赤小豆二升　胶三升

上水九升，煎令熟，去豆纳胶，烊令清服之。须臾更一服。

又方　上令夫从外含水，吐着产妇口中即出。

疗难产，疑胎在腹中已死。

当归四分　芎䓖六分

上水六升，煎取二升，分作两服便安，胎死即出。酒煎亦得，神验。

治产难困乏，腹痛有所见，儿及衣不出。

蒺藜子四两　贝母四两

上为末，每服一匙，酒调服之。时再服，以出为度，熟水调下得。

治难产。

箭一支，烧为灰

上以水调，服之。

又方　鳖甲烧为末

上服方寸匕，立出，未生更服。

治疗落胎腹痛。

芍药　当归　牛膝　瞿麦各五分　桂心　芎䓖各四分

上以水一升七合，煎取八合，空心温服。

胎死胞衣不出方论第十六凡十八道

疗妊娠经五六月，胎死腹中，或胞衣不出。

生地黄五两　牛膝　朴硝各八分　杜❶心　芎䒩

大黄各六分　蒲黄五分

上水二升，煎取八合，入蒲黄，空心作二服。

疗子死腹中不出。

雄鸡粪二十一枚

上水二升，煎取五合，以米作粥食，胎即出。

治妊娠经六七月，子死腹中不出。

黑豆三合

上醋一升，煎取八合，空心，分温三服。

治子死腹中，母闷绝。

水银十二分

上取井底土如鸡子黄，水研服之。

又方　赤小豆

上生吞七枚出；若是女，即二七枚出。

《经效》理胎衣不出，令烂。

牛膝　瞿麦各四两　滑石研，八分　当归二两　通草

六两　葵子一升

上水五升，煎取二升，分三服，温服。

又方　灶突土三撮

上和暖水服之。

崔氏治胎胞不出。

---

❶ 杜：光绪七年、十四年刻本均作"杜"，疑"桂"字之误。

大豆一升

上苦酒五升，煮取三升，分为三服。

又方　上吞鸡子两三只，解发刺喉中令呕。若因热，以水煮蝼蛄一枚，三四沸，泻口中，汁下即出。

又方　大麦　小麦　小豆

上等分相和，煮取浓汁饮之，出。

又方　赤朱一两

上研为粉，以苦酒和服之，即出。

又方　皂荚

上为末，着鼻中一两度，自出。

疗胞衣久不出，腹满即杀人，服此方即烂。

桂心　牛膝　通草各三两　滑石二两　葵子一升
瞿麦四两

上水九升，煎取三升，分三服，甚效。

又方　瞿麦四两　桂三两　通草三两　牛膝五两
葵子一升

上水三升，煎取一升半，分为三服。

又方　真珠一两

上研细，苦酒调服之。

又方　洗儿水

上取半碗，服之即出。

治胞衣不出。

牛膝八两　葵子二升

上水七升，煮取三升，分三服。

治衣半水半不出，或子死腹中，着脊不下，数日不产，血气上冲。

牛膝六两　葵子一升　榆白皮四两　地黄汁八合

上水九升，煎取三升，分三服，即出。

卷之中

节度随军督殷撰集

相国白敏中家藏善本

产后心惊中风方论第十七凡七道

论曰：产后心闷气绝，眼张口噤，通身强直，腰背反偃，状如痫疾，心忪惊悸，言语错乱，皆是宿有风毒，因产心气虚弱，风因产发，成风痓。

防风　当归　茯苓　汉防己　麻黄去节，各八分　秦艽　人参　芎䓖　独活　白鲜皮　甘草炙　白薇各六分　石膏十二分　竹沥二升

上水七升，先煮麻黄，掠去沫，下诸药，入竹沥，煎取二升半，去滓，三服。忌菘菜、猪肉、生冷。

疗产后狂语，志意不定，精神昏乱，心气虚，风邪所致。

茯苓　干地黄各十二分　远志十分　白薇　龙齿各十分　甘草炙　人参　防风　独活各八分

23

上以银一大斤，水一斗五升，煎取七升，下诸药，煎取三升，分温三服。忌如前。

疗产后心虚，怔悸不定，乱语谬误，精神恍惚不主，当由心虚所致。

人参　甘草炙　芍药　当归　生姜各八分　远志　茯苓各八分　桂心六分　门冬去心　大枣各十二分

上水八升，煎取三升，去滓，分温三服。

疗产后心气虚损，卒惊强语，或歌哭嗔笑，性气不定。

上银一斤　桂心　甘草各六分　远志　茯神各八分　生地黄二十分　龙骨一分　大枣一枚

上水八升，煮银取一升半，入诸药煎，分三服，温温进。

疗产后多虚弱羸瘦，苦大汗痢，皆至于死，此重虚故。若患中风，谬语昏闷，不知人者。

人参　茯苓　羌活　桂心　大枣各十分　远志十分　竹沥一升半

上水六升，煮取三升，下竹沥，更煎取二升，煎为三服。

疗产后身忽痉，口噤面青，手脚强急。

上竹沥二升，饮之最佳。

疗产后恶寒壮热，一夜三五度，发恶语，口中疮生，时时干呕，困乏欲绝。

人参　独活　白鲜皮　葛根　防风　青竹茹　远志各六分　茯神八分　白蔹十分　玄参十二分　竹沥二升半

上银一斤，水一斗五升，煎取七升，下诸药重煎，取三升，分温三服。忌鱼、酒、面等物。

产后余血奔心烦闷方论第十八凡十五道

论曰：余血奔心，盖是分解了不便，与童子小便并擗心下，及卧太疾，兼食不相宜之物所致。但能依方疗之，无不可瘥。

疗产后心中虚热烦闷，气欲绝。

大枣十二分　茯苓十二分　生姜八分　甘草五分　竹沥一升　人参六分，发逆方用　粳米若食小加三合　生麦门冬二十分

上水六升，煎取三升，方入竹沥，更煎取二分，分温三服。

疗产后余血不尽，奔冲心，烦闷腹痛。

生地黄　芎劳各三两　枳壳炙　芍药各三两

上捣筛为末，酒服方寸匕，日进二服。

又方　生藕研汁

上饮二升，甚效。

又方　清酒一升　生地黄汁一升

上相和，煎一沸，分为两服。

疗产后腹内块痛不止。

芎䓖　当归　芍药　干姜各二两

上捣罗为末，酒调方寸匕，日三服。

疗产后下血不尽，腹内坚痛不可忍。

当归　芍药　桂心各三两　桃仁一百二十枚

上水六升，煮取二升，分温二服。如未瘥，加大黄三两。

疗产后血结下不尽，腹绞痛不止。

大黄别浸　当归　干地黄各十分　芎䓖　芍药　桂心各八分　甘草炙　黄芩各六分　桃仁四十九枚

上水七升，煮取二升半，下大黄更煎三沸，分为三服。

疗先患冷气，因产，后发腹痛。

芎䓖　桂心　当归　茱萸　茯苓　芍药　甘草各六分　桃仁十分，去尖

上水七升，煮取二升，分三服。

治产后心腹切痛，不能食，乏气忽热。

当归　芎䓖　黄芩　人参　甘草　芍药　防风　生姜各三分　桃仁八十枚

上水七升，煮取二升，下大黄更煎三沸，分作三服。

疗产后血不尽，腹中除痛无计。

青木香　当归　牛膝　芎䓖　黄芪　芍药各八分

大黄十三分，浸　芒硝十二分

上水七升，煎取二升，后下大黄，更煎三沸，分三服。

疗产后血下不止，虚羸迨死。

蒲黄二两

上水二升，煎取八合，顿服。

疗产后血泄不止，无禁度。

干黄末

上酒服匙头，日三、四服。

疗产后余血攻心，或下血不止，心闷面青，冷气欲绝。

羊血

上以一盏顿服，如不定更服，立效。

疗气痛欲死。

槐鸡半两

上为末，用酒浓煎，顿服立愈。

疗产后余血作疹痛兼块者。

桂心　姜黄

上等分为末，酒服方寸匕，血下尽妙。

产后渴不止方论第十九凡二道

疗产后渴不止，饮水，小便数多。

土瓜根　栝楼根　人参　甘草　牡蛎粉各二两　大枣十二枚

上水九升，煮取三升，分温三服。

疗产后大渴不止。

芦根切，一升　瓜蒌三两　人参　甘草　茯苓各三两　大枣十二枚　生麦门冬四两

上水九升，煮取三升，分为三服，顿服四剂即瘥。忌菘菜。

产后淋病诸方论第二十凡六道

论曰：产后患淋，因虚损后有热气客于胞中，内虚则起，数热则小便涩痛，故谓之淋。又有因产损血气，血气虚则挟热，热搏于血，血即流渗于胞中，故血随小便出，为血淋者，如雨之淋也。

疗产后淋病，小便涩痛，或血淋者。

瞿麦　黄芩　冬葵子各二两　通草三两　大枣十二枚

上水七升，煮取二升半，分作两服。

疗产后血淋。

车前子　瞿麦各四两　黄芩三两　郁金一两，末

上水六升，煮取二升，下郁金末，分三服。

《广济》疗产后卒患淋，小便躁痛，及血淋。

冬葵子三合　石韦二两，炙去毛　通草　黄芩　滑

石　茯苓各三两

上水二升，煎取一升，下滑石，空心服。

《集验》疗产后患淋，小便痛。

石韦炙，去毛　黄芩各二两　通草　芍药　甘草

冬葵子各三两　榆白皮五合

上水二升，煎取一升，空心，温温服。

《经效》疗产后气淋、热淋。

贝齿两枚，烧作末　葵子二两　石膏五两　阳石末

三两

上水二升，煎取一升，下两般末，空心服。

疗产后淋，小便痛及血淋。

黄茅五两　瞿麦二两　车前子二两　通草三两　冬

葵子二合　鲤鱼齿一百枚，为末

上水二升，煎取一升，入齿末，空心，分两服。

产后虚羸下痢方论第二十一凡三道

论曰：产后本虚，患痢更加羸弱，饮食不进，便
痢无常，赤白不定，盖因饮食伤于生冷之所致。

疗产后虚羸，下痢脓血，腹痛。

黄连　芍药　甘草　当归　干姜　人参各八两　艾叶三分

上水，煮取二升，分为三服。忌猪、鹿肉。

疗产后痢不禁止，困乏气欲绝，无问赤白水谷。

黄连　厚朴各三两　芍药　黄蘗各二两

上水六升，煮取二升，分为二服。

疗产后痢赤白，心腹绞痛羸困。

地榆　石榴皮　黄连各三两　当归二两　薤白切，一升

上水七升，煮取二升半，分为三服。

产后腰痛羸瘦补益玉门不闭方论第二十二凡七道

疗产后少气，困乏虚烦。

人参十二分　甘草　桂心　茯苓　芍药各八分　生地黄　生麦门冬各十二分

上水九升，煮取三升，分温三服。

疗产后喘乏气羸，腹内绞痛，自汗出。

黄芪　人参　茯苓　甘草　当归　芎䓖　五味子　白术各八分　泽兰叶　橘皮各六分　诃子　麦门冬各十二分　桂心　干地黄各十二分

上捣罗为散，炼蜜和丸，如梧桐子大，空心酒下

三十丸。日再服。

疗产后风虚，羸弱劳瘦，不生肌肉。

黄芪　当归　芍药　人参各二两　桂心　甘草炙

芎䓖　生姜各八分　大枣十二枚

上水七升，煮取三升，分温三服。

疗产后虚劳，骨节疼痛，头汗不出。

当归　人参　生姜各二分　黄芪三两　豉五合　粳

米三合　猪肾一对，切　薤白切，三合

上水一斗五升，先煮猪肾取六升，后下诸药，煎

至二升，分为三服。

又方　猪肾一对

上入葱豉作臛，如常食之。

疗产后大虚，心腹急痛，血气上抢，心气息乏，

补益方。

黄芪　白术　当归　甘草炙　人参各二两　生姜四

两　白羊肉

上水一斗九升，煮肉取五升，后下诸药，更煎取

三升，为三服。疗产后阴肿，下脱肉出，玉门闭。

石灰一斤，炒令色黄

上水二升，投灰中，停冷澄清，重烧，以浸玉门，

斯须平复如故。

产后中风方论第二十三凡十五道

论曰：产后中风，由产伤动血气，劳损脏腹❶，未平复起早劳动，气虚而风邪气乘之，故中风。风邪冷气客于皮肤经络，但疼痹羸乏，不任少气。若又筋脉挟寒，则挛急㖞僻，挟温则纵缓弱，若入诸脏，恍惚惊悸，随其所伤腑脏经络而生病。

疗产后中风口噤，不任小大，独活汤。

独活四分 干姜六分 甘草二分 生姜六分

上水二大升，煎取一大升，分为二服。

《小品》大豆汤。主产后中风困笃，或背强口噤，或但烦躁，或头身皆重，或身痒，剧者呕吐直视，此皆虚冷中风，宜饵此。

大豆三升，炒令极热

上以铜器，盛清酒五升沃之，密封良久，去豆，分为三服。服了覆衣取微汗，身才润即愈。产后皆宜服，一则防风，二乃消血。

张仲文疗产后中风，寒授遍身，冷直口噤，不识人等方。

白术四两

---

❶ 腹：按文义，应作"腑"。

上酒三升，煎取一升，顿服之，效。

《千金》鸡粪酒。疗产后中风及男子诸中风，并产后百疾神效方。

乌鸡粪三升　大豆二升

上先炒豆令声绝，次炒鸡粪令黄，以酒一升，先淋鸡粪，取汁淋大豆，每服一升。重者凡四五日，服之极妙。

《经效》疗产后风虚头痛，语言时僻。

干葛　防风　茯苓　麦门冬各八分　芍药　黄芩各六分　犀角四分　甘草三两，炙

上水二升，煎取七合，分为二服。

疗产后中风，心忪悸，或志意不定恍惚，言语错乱方。

人参六分　茯神　麦门冬　羚羊角各八分　黄芩　白鲜皮　甘草各四两　石膏十二分　淡竹沥两大合

上水四升，煎取二升，分温三合。

疗产后中风，四肢拘束，筋节掣痛，不得转侧，如角弓张。

麻黄八分，去节　生姜　桂心　白术各四分　防风　芍药各六分　芎䓖五分　甜竹沥二合

上水三升，先煎麻黄，掠去沫，下诸药，煎取七合，方下竹沥，更煎三沸，食后分三服，取微汗为度。

疗产后中风，血气不散，邪气入脏，狂言妄语，

精神错乱，腰痛骨疼。

麻黄　茯神各八分　防风　白鲜皮各六分　杏仁
当归　桂各四分　芍药　独活各五分

上水二升五合，煎取九合，空腹热服。

疗产后中风，身体疼痛，四肢萎弱不遂，羌活汤。

羌活　芍药　黄芪各六分　甘葛　麻黄　干地黄各
八分　甘草　桂心各四分

上水二升，先煎麻黄，去沫后下诸药，取八合，
食后热服，覆衣出汗，愈。

疗产后中风，烦渴。

红花子五合，微热研碎

上水一升，煎一匙头，取七合，徐徐呷之。

疗产后中风口噤，四肢顽痹不仁，或如角弓反张。

羌活　防风各三两　大豆一升，炒令皮拆

上酒五升，先浸两味经宿，将炒豆热投酒中搅匀，
密封一日，以汤煮瓶良久，服八合，覆衣取汗急速，
且以豆淋服羌活、防风亦佳。

疗产后中风，腰背强直，时时反张，名风痓。

防风　葛根　芎蒡　干地黄各八分　麻黄去节　甘
草　桂心　独活　汉防己各六两　杏仁五枚，去尖

上水八升，煮麻黄去沫，后下诸药，煎取三升，
分温三服。

疗产后中风口噤，溃闷不能言，身体痓直。

羌活　防风　秦艽　桂心　甘草　葛根各三分　生姜八分　附子一只，炮　杏仁八十枚，去尖　麻黄十分，去节

上水九升，先煮麻黄，去沫后下诸药，取两升，分为三服。

疗产后中风口噤，拘急困笃，腰背强直，时反折。

大豆二升，炒令声绝

上清酒六升投之，煮三四沸，去滓饮之，令微醉，如汗出瘥，切勿触风。如已成风者，加鸡粪白和豆炒，同吃，兼饮竹沥佳。

产后余血上抢心痛方论第二十四凡六道

论曰：夫产后血上抢心，由产后气虚挟宿冷，冷搏于血则凝结不消，气逆上者，则血随上冲击而心痛也。凡产后余血不尽，得冷则结，与气相搏则痛困，重遇于寒，血结尤甚。

干地黄　当归　独活　吴茱萸　芍药　干姜　甘草各三两　细辛一两

上水三升，煎取一升，空心分三服。忌生冷。

《经效》疗产后气虚，冷搏于血，血气结滞，上冲心满胀，当归汤。

当归　桂心　芎䓖　橘皮　生姜　吴茱萸各二两

芍药三两

上水三升，煮取一升，空心服。

《千金》治产后内虚，寒气入腹，腹中绞痛，赤白痢，妄经见鬼，羊肉汤。

甘草炙　当归　芍药各一两　肥羊肉一斤，去脂

上水六升，先煮肉取二升，去肉入诸药，更煎取一升，分作两服。

《千金翼》茱萸酒，疗心腹内外痛。

吴茱萸十二分

上酒二大升，煎取一升，空心，分两服。

《必效》疗腹中绞刺痛方。

羌活二大两

上酒二升，煎取一升，去滓，分为二服。

《千金》治产后渴少气。

麦门冬　淡竹叶各十二分　大枣七枚　生姜　甘草　人参各六分　小麦五合

上水二升半，煎取一大升，去滓，分两服。

产后汗不止方论第二十五凡五道

论曰：产后汗不止，夫汗由阴虚而得气，加之中虚表实，阳气发于外，故汗出为阴虚。是令汗出，为阴气虚弱，未平复也。凡产后皆血气虚，故多汗困，

遇风邪则变为疾也。

《千金》治产后风虚，汗出不止，小便难，四肢微急，难以屈伸。

大枣十二枚　附子　桂心各四两　芍药八分　生姜六分

上水三升，煎取七合，空腹，分为二服。忌猪肉、冷水、生葱等物。

《经效》疗产后汗不止。

黄芪十二分　白术　牡蛎　茯苓　防风　干地黄麦门冬各八分　大枣七枚

上水二升，煎取七合，空心，分为两服。

《千金》治产后余疾，腹中绞痛，不下食瘦乏。

当归　黄芪　芍药各六分　干地黄　白术各八分桂心　甘草各四分　大枣十四枚

上水二升，煎取八合，空心，作两大服。忌生葱。

产后冷热痢方论第二十六凡二道

疗产后骤血不止，续命汤。

白蜜一匙头　生姜一片

上同煎，候蜜色赤，投童子小便一升，去姜，更煎两沸，分为三服，顿服之。

《广济》治产后腹痛，气胀胁下闷，不下食，兼微痢。

　　茯苓　人参　当归　甘草各六分　生姜　陈橘皮各四分　厚朴八分，炙

　　上水二升，煎取七合，空心，分为二服。忌如前。

产后虚羸方论第二十七凡三道

　　论曰：产后虚羸者，因产损伤腑脏，劳侵气血，轻者将养满日即瘥；重者日月虽满，气血犹不调和，故患虚羸也。

　　《广济》治产后风虚冷气，腹肚不调，补益悦泽。

　　泽兰　桂心　远志　厚朴炙　石斛　白芷　续断　防风　干姜各三分　芎　白术　柏子仁　黄芪各四分　甘草　当归各五分　赤石脂　干地黄各六分　人参三分

　　上捣罗为末，炼蜜为丸，如梧桐子大，空心酒下五十丸。忌如前。

　　桃仁煎，疗产后百病及诸气，补益悦泽。

　　桃仁一千二百枚，去皮尖，炒熟研如膏

　　上酒一斗五升，研滤三四遍，如作麦粥法，以极细为佳，内长颈小瓶中，蜜封头，纳汤中煮一日一夜，使瓶口常出汤上，勿令没，熟后以酒服一合，日再服。

　　《千金》增减泽兰丸，疗产后百病，治血补虚劳。

　　泽兰　防风　甘草　当归　芎勞各七分　干姜　麦

门冬各八分　附子　白术　白芷　桂心　细辛各四分
柏子仁　干地黄　石斛各六分　人参　牛膝各五分　厚
朴　藁本各二分

上为末，蜜丸梧桐子大，空心，酒下二十丸。忌
如前。

产后烦渴方论第二十八*凡二道*

论曰：产后烦渴，夫产水血俱下，脏腑燥，津液
不足，宿挟虚热者燥甚，故渴也。

《经效》理产后血气，心烦渴。

紫葛三大两

上水二升，煎取一升，去滓，呷之效。

《集验》疗产后心烦渴。

栝楼根　人参　甘草炙，各六分　麦门冬二分　大
枣七枚　生地黄十二分

上水二大升，煎取八合，食后，分为两服。

产后烦闷虚热方论第二十九*凡六道*

论曰：产后烦闷虚热，夫产即脏腑劳伤，血气伤
而风邪乘之，搏于血，使气不宣而否涩则生热，或肢
节烦疼口干。但因生热，其烦闷由产后血气虚弱未复，

而气逆乘之，故烦闷也。其气故令胁满，妨不下食。

生地黄汁一升　当归一两半　清酒五升　生姜汁三合　童子小便二升

上相和，合煎三四沸，分温四服。中间药消进食，食消更进药。

《经效》理血气烦闷，胁肋胀满及痛。

芍药　蒲黄　延胡索各四分　当归六分　荷叶蒂三枚，炙

上水二升，煎七合，后入蒲黄，空心服，两服。

又方　生藕

上取汁，煎两沸饮，两服效。

《集验》疗产后血气烦闷。

酒二合　生地黄汁一升

上相和，煎一、二沸，分为两服，立效。

《千金》疗产后血气喘心，烦闷不解。

淡竹叶　麦门冬　小麦　茯苓各二分　甘草　生姜各一两　大枣七枚

心悸加人参二两，食少加粳米二合。

上水二升，煎取七合，食后，分为两服。

疗产后血下不尽，烦闷腹痛。

羚羊角炭火上烧作胶，二两，古方烧作灰　芍药二两，炒黄　枳壳二两，炒令焦黄色

上捣罗为散，水调方寸匕，服之。

产后血瘕方论第三十凡四道

论曰：产后血断，由新产之后，有血气相搏，谓之瘕痛者，蓄也。谓其痛浮瘕无定，缘内宿有冷血气不治，至产血下即少，故成此疾。

童子小便三升　生藕汁一大升　地黄汁一升　生姜汁三升

上先煎三味合，三分减二，次下姜汁，慢火煎如稀饧，每取一合，暖酒调服。

疗血瘕痛，脐下胀，不下食。

当归八分　桂心　芍药　蒲黄　骐竭各六分　延胡索四分

上为散，空心，温酒调下两钱匕。

《千金》疗血瘕。

干地黄一两　乌贼鱼骨二两

上为散，空腹，温酒下两钱匕。

又方　铁秤锤烧赤

上以酒一升淬之，分为两服。

产后余疾痢脓血方论第三十一凡八道

论曰：产后余病，由产劳伤，脏腑不足，日月未满，起早劳动，虚损不补，为所伤冷，气力瘦乏。若风冷入于胃，胃伤虚冷生血冷，即变白脓，脓血相杂，冷热不调，为滞痢也。

深师方　黄连六两　乌梅三两　干姜二两

上为末，炼蜜为丸，如梧桐子大，空心，米饮下三十丸。忌如前。

《广济》疗产后赤白痢，脐腹绞痛。

当归　黄连各八两　艾叶　地榆　甘草炙　龙骨　厚朴　黄芩　干姜各六两

上水二大升，煎取七合，空心，分两服。

《经效》疗产后赤白痢，脐下气痛。

厚朴八分　当归　枳壳　诃子各六分　甘草五分　肉豆蔻五枚　薤切，三合

上水一升，煎取九合，空心，分为三服。

张文仲疗产后赤白痢，腹中绞痛。

黄连　阿胶炙　蒲黄各一两　栀子仁　当归　黄芩

上为散，空腹，米饮下方寸匕，日两服。

《救急》疗产后赤白痢，腹中绞痛。

芍药　阿胶　艾叶各三两　干地黄　甘草　当归各三两

上水二升，煎取八合，空心，分两服。

《必效》疗产后赤白痢，腹中绞痛，不下食。

当归　石榴皮　地榆各二两　白蘘荷　黄连各十二两　黄柏一分　犀角四两　黄芩　枳壳　甘草　升麻各六分　茜根八分　粳米二合　薤白切，一升

上为末，蜜丸如梧桐子大，空心，米饮下二十丸。

疗产后血痢，小便不通，脐腹痛。

生马齿苋

上捣，取汁三大合，煎一沸，下蜜一合调，顿服。

《千金》疗产后水痢霍乱，下痢无度。

白石脂　干姜各十二分

上为散，面糊为丸，梧桐子大，空心，米饮下三十丸。

产后小便赤方论第三十二凡二道

论曰：产后小便数，此由胞内宿有冷，因产后冷，发动冷气入腹，虚弱不能制，其小便即数。有遗尿者，由产用气，伤于膀胱，而冷气入于胞，胞囊决漏，不禁小便，故令遗失，多因产难之所致。

《广济》疗产后小便不禁。

鸡屎烧作灰

上研细，空腹，酒服方寸匕。

《千金翼》疗产后小便数及遗尿。

桑螵蛸三十枚，炒　鹿茸炙　黄芪各三两　赤石脂

厚朴炙　牡蛎各二两

上捣罗为末，空心，米饮调下方寸匕。忌冷茶、毒等物。

卷之下

节度随军昝殷撰集

相国白敏中家藏善本

产后小便遗血方论第三十三凡四道

疗产后大小便利血。

车前子　黄芩　蒲黄　干地黄　牡蛎　芍药各六分

上为散，空心，米饮服方寸匕。忌面、蒜。

崔氏疗产后血气渗入大、小肠。

车前子汁一升　蜜一大合

上相和煎，取一沸，分为二服。

又小便利血。

乱发烧灰研如粉

上米饮服方寸匕。

《古今经❶验》疗产后劳伤热，大小便赤涩。

---

❶ 经：光绪七年、十四年本均作"经"，按文义，疑"录"字之误。

鸡苏一分　通草十分　冬葵子三合　芍药　滑石

芒硝各八分　生地黄十二分

上水三升，煮取八合，下芒硝，空心，分三服。

产后大小便不通方论第三十四凡四道

论曰：产后大小便不通，肠胃本挟于热，因产大小便血俱下，津液竭燥，肠胃痞涩，热气结于肠胃，故不通也。

《集验》疗产后津液竭燥，大小便不通。

芍药　大黄　枳壳　麻仁研，各二两

上为末，炼蜜和丸梧桐子大，空心，熟水下二十丸。渐加之，以利为度。

《经效》疗大便不通，热气结于肠胃。

大黄二两　芒硝一两

上水一大升，煎取六合，下芒硝，空心，作二服。

《古今录验》疗产后大便不通。

黄芩　芒硝各六分　大黄　芍药　杏仁去皮尖，研如膏，各八分

上为末，蜜丸梧桐子大，空心，煎水下十五丸，渐加，以利为度。

《千金》疗产后热结，大便不通。

蜜五合，火煎令强以水，投中良久取出

上捻如母指大，长二寸，纳下部即通。

产后寒热方论第三十五 凡四道

论曰：产后寒热，因产劳伤血气，使阴阳不和，反相乘克，阳胜则热，阴胜则寒，阴阳相激，故发寒热。又产余血，亦令人寒热，其腹时痛则是也。

疗产后虚弱，喘乏作寒热，状如疟，名为褥劳。

猪肾一具，切去膜　豉五合，绵裹　白粱二合　葱白切，一升　人参　当归各一两

上水二升，煎取八合，分为二服。

《经效》疗产后虚烦头痛，气短欲死，心乱不解。

淡竹茹　干葛各八分　甘草六分　麦门冬子三合　小麦二合　石膏十二分

上水二升，煎取八合，食后，分为两服。

疗产后虚弱烦痛。

干地黄　牡蛎　茯苓各八分　芍药十二分　黄芩　桂心各六分

上水二升，煎取一升，分为两服。

产后咳嗽方论第三十六凡三道

论曰：喘嗽，肺脏微寒，即成喘嗽。又因产后气虚，风寒伤于肺，故令咳嗽。

《集验》疗产后风伤寒，咳嗽，多痰唾黏。

甘草　桔梗各六分　款冬花四分　生麦门冬　生地黄各十二分　葱白一握　豉二合　旧方不入葱白与豉

上水二升，煎取八合，食后良久，两服。

《经效》疗咳嗽多痰，唾黏气急。

前胡　五味子　紫菀　贝母各六分　桑白皮　茯苓各八分　淡竹叶二十片

上水二升，煎取八合，食后，分为两服。

疗产后咳嗽气喘。

百部根　桔梗各六分　桑白皮十二分　干百合　赤茯苓各八分

上水二升，煎取七合，食后，分两服。

产后气痢方论第三十七凡六道

论曰：妊娠之时，脾胃气挟于冷，大肠气虚，因产后转加虚损，或误食生冷、酒、面，便成痢疾赤白，气不和，赤黄胃热，或青色极冷也。

疗产后气痢不止。

青木香三分　诃子皮八分，酥炙令黄

上为散，空心，米饮调方寸匕，服之。

疗产后赤白痢疾。

黄连八分　阿胶炙，六分　赤茯苓　当归　黄蘖各
四分　干姜三分

上为末，蜜丸如梧桐子大，空心，粥饮二十丸。

疗产后水痢。

枳壳四分　厚朴炙　茯苓　黄连各六分　当归三分

上水一升，煎取八合，空心，分为三服。

又方　黄连六分　乌梅肉五分　石榴皮　当归　赤
石脂各四分　干姜三分

上为末，蜜丸梧桐子大，空心，米饮下三十丸。

疗产后下痢，赤白有血。

赤石脂　黄连　地榆各六分　当归四分　干姜　甘
草各三分　厚朴十二分　薤白七茎

上水二升，煎取八合，空心，分两服。

疗产后血痢不止。

臭樗根六分

上为末，水和丸如枣核大，面裹作馄饨，每度煮二七
个，热吞之。

产后血晕闷绝方论第三十八凡十道

论曰：产后血晕者，其状心烦，气欲绝是也。亦有用心过多而晕，亦有下血极少亦晕。若下血多晕者，但烦而已；下血少而气逆者，则血随气上撩心，下满急。此二者难并为晕，而状候各异。常问其产妇，血下多少即知，须速投方药，若不急疗，即危其命也。凡晕者，热血气乘虚奔逆上所致也。但才分解了，烧秤锤、江石令赤，置器中，向产母床前帐里，投醋淬之，得醋气可除血晕之法也。十日内时时作此法，不妨晕者，如日月之有晕也。

《经效》产后虚闷，汗出，不识人。

鸡子三个

上打破吞之便醒，不醒者，可灌童子小便，入腹即醒。若久不醒，忽时时发者，此为有风，因产血气暴虚风行脉中。若虚去血多者，尤甚也。

产后血气暴虚，汗出。

淡竹叶

上煎汤三合，微温服之，须臾再服。

又方 马齿苋研取汁，三大合，如无，用干者亦得

上煎一沸，投蜜一匙令匀，顿服。

《广济》疗产后血晕，心闷不识人，神言鬼语，气

息欲绝。

芍药　甘草各一两　生地黄汁一升　丹参四分　生姜汁　蜜各一合

上水二升，煎取八合，下地黄、姜蜜汁，分两服。

疗产后恶露不多，下腹绞痛。

大黄八分　牛膝六分　芍药　蒲黄各四分　牡丹皮当归各二分

上为末，空心，暖酒服方寸匕。

《救急》疗产后血不尽，疼闷心痛。

荷叶炒令香

上为散，煎水调方寸匕。

疗初平安，血气烦闷。

童子小便五合　生地黄汁三合

上煎三沸，温再服。

疗产后血晕心闷。

蒲黄四分　紫葛　芍药各八分　红蓝花十二分

上水二升，煎取七合，入生地黄汁二合，更煎三、五沸，每服三合。

产后血晕心闷乱，恍惚如见鬼。

生益母草汁三合，根亦得　地黄汁二合　小便一合鸡子三枚，取清

上煎三四沸，后入鸡子清匀搅，作一服。

产后血晕狂语，不识人，狂乱。

童子小便五合　　地黄汁一合　　赤马通七枚　　红雪八分

以上二味浸马通，绞去滓，下红雪，温两服。

产后乳无汁方论第三十九凡五道

论曰：气血虚弱，经络不调所致也。乳汁勿投于地，虫蚁食之，令乳无汁，可沃东壁土佳。

疗产后乳无汁。

土瓜根　　漏芦各三两　　甘草二两　　通草四两

上水八升，煎取两升，分温三服。忌如常法。

又方　土瓜根

上为末，酒调两钱匕，日进二三服，效。

又方　母猪蹄两枚，切　　通草六两

上以棉裹，煮作羹，食之最好。

又方　漏芦　通草　土瓜根各三两　甘草　桂心各一两

上为散，饮服方寸匕，日进三服。

又方　瓜蒌末

上以井花水服方寸匕，日两服，夜流出。

产后乳结痛方论第四十凡九道

论曰：产后宜裂去乳汁，不宜蓄积不出。恶汁内引于热，则结硬坚肿，牵急疼痛，或渴思饮，其奶手近不得。若成脓者，名妒乳，乃急于痈，宜服连翘汤，利下热毒，外以赤小豆末水调涂之便愈。忽数，但去乳汁，忽小儿手匀动之，忽大人含水嗍之，得汁吐之，其汁状如脓。若产后不曾乳儿，蓄积乳汁，亦结成痈。

疗产后妒乳并痈。

连翘子　升麻　芒硝各十分　玄参　芍药　白蔹　汉防己　夜干，各八分　大黄十二分　甘草六分　杏仁八十枚，去尖

上水九升，煎取三升，下大黄，次下硝，分三服。

又方　蒲黄草

上熟捣，敷肿上，日三度易之，并叶煎汁饮之亦佳，食之亦得，妒乳及痈并瘥。

又方　地黄

上取汁涂熟即瘥。

疗乳肿。

上以马溺涂之，立愈。

疗妇人发乳，丈夫发背，烂生脓血后，虚成气疾。

黄芪　地黄　麦门冬　升麻　人参　茯苓各三两　当归　芍药　远志　甘草各一两　大枣十枚

上水二升，煮取一升，分温两服。

疗乳头裂破。

上以丁香为末，敷之立愈。

疗妬乳及痛。

葵茎及子

上捣筛为散，服方寸匕，即愈。

又方　鸡屎

上为末，服方寸匕，须臾三服愈。

又方　皂荚十条

上以酒一升揉取汁，硝石半两煎成膏，敷之。

疗诸痈不散已成脓，惧针，令自决破下。

上取白鸡内翅及第一翎各一茎，烧末服之即决。

又方　取雄雀粪白者，研涂上，干即易之。

疗乳痈初得令消。

赤小豆　莴草

上等分为末，苦酒和，敷之愈。

疗发背乳痈，四肢虚热大渴，疗口渴内烦乳肿方。

竹叶切，三升，以水一斗二升，煮九升　生地黄六两
黄芩　芍药　人参　知母　甘草各二两　升麻　黄芪
麦门冬　瓜蒌各三两　大枣十二枚

上以竹叶汁煮取三升，渴则饮之。

疗乳肿方。

升麻　白蔹　大黄各三两　黄芩　芒硝各二两

上水二升，煎取一升，下硝，分为两服。后以绵
缊药贴肿上，日夜勿停即瘥。

又方　黄柏一分，末　鸡子白

上调和匀涂之，干即易，立愈。

又方　苧根

上捣敷之，愈。

又方　鹿角

上于石上磨，取浊汁涂上，干即易之。

又方　鹿角

上烧作灰，以酒调涂之，立愈。

又方　粢米粉炒令黑

上以鸡子白和如泥，以涂帛上贴之，穿帛作穴，以泄痈毒气，易之效。

产后乳汁自出方论第四十一凡三道

论曰：产后乳汁自出，盖是身虚所致，宜服补药以止之。若乳多温满急痛者，温熨之。

疗乳痈始作。

大黄　楮实各三两　芍药六分　马蹄炙，六分

上水酒煎滚，青布绞湿熨乳上，冷即易之。

又方　乳痈二三百日，众药不瘥，但坚痛色青紫。柳根削取上皮，捣令热，熬令温，著囊中，熨乳上，干则易之，一宿即愈。

续 编

周颋传授济急方论 凡四道

颋尝见人传经效诸方，自曾修合，实有大功，遂编于卷末，普用传授，以济急难。

治产后血晕、血气及滞血不散，便成癥瘕兼泻，面色黄肿，呕逆恶心，头痛目眩，口吐清水，四肢痿弱，五脏虚怯，常日睡多，吃食减少，渐觉羸瘦，年久变为劳疾，如此所患，偏宜服饵。胜金丸。

泽兰四两　当归　芍药　芜荑　甘草　芎䓖各六分

干姜　桂心各三两半　石膏　桔梗　细辛　茱萸　柏子仁　防风　厚朴　乌头　白薇　枳壳　南椒　金钗石斛　石颔　蒲黄　茯苓各三分　白术　白芷　人参　藁本　青木香各一分

上二十八味，并州土，分两无差，杵罗为末，炼蜜为丸，入口便愈。大忌腥腻、热面、豉汁、生葱、冷水、果子等。若死胎不下，胎衣在腹，并以炒盐酒研服，未退再服。

治产后诸疾，圣散子。

泽兰九分　石膏八分，如粉　芎䓖　当归　芜荑

芍药　甘草各七分　干姜　桂心各五分　细辛　卷柏去

土　柏子仁　茱萸　防风去芦头　南椒出汗　厚朴姜汁

炒　茯苓各四分　白芷　白术　人参　丹参　藁本　五

味子　黄芪各三分　乌头炮　白薇各二分

上捣罗为散，以新瓦器密封，无令失气，每服以

热酒调下两钱匕。忌如常。

神效治产后一切疾，黑散子。

鲤鱼皮三两，烧灰　芍药　蒲黄各二两　当归　没

药　桂心　好墨　卷柏　青木香　麝香各一两　铤墨半

两　丈夫发灰半两

上一十二味捣罗为散，以新瓷器盛密封，勿令失

气，每产后以好酒调下一钱匕。如血晕冲心，下血不

尽，脐下搅刺，疼痛不可忍，块血癥疾甚，日加两服，

不拘时候服，忌冷物、果子、黏食。

《神效》疗妊娠十个月内不安，至临分解时，并宜

服此，保生丸。

金钗石斛　贝母去心　黄芩　明净石膏细研如粉

桂心　乌头卷　秦椒去目炒　蜀椒去目炒　甘草炙　糯

米炒　以上各二两

上并须州上者，如法修合为散，炼蜜丸如弹子大，

或有妊娠诸疾，吃食减少及气喘疾痛，面目萎黄，身体羸瘦，四肢无力，手脚浮肿，胎脏不安，并以枣汤研一丸服；气痛，酒研一丸，空心服之。忌腥腻、果子、黏食、杂物、冷肉等。

濮阳李师圣施郭稽中论 十九证　方十四道

第一论　热病死胎腹中者如何？

答曰：母患热疾至六、七日，以致脏腑热极，蒸煮其胎，是以致死。缘儿死身冷，不能自出，但服黑神散暖其胎，须臾胎气温暖，儿即自出。何以知其死，看产妇舌色青者，是其验，宜以黑神散主之。

雄黑豆 小者是，炒去黑皮，用二两　当归　芍药　甘草 炙　干姜　蒲黄 用安石器内，炒赤色　肉桂　熟地黄 温水洗

上等分，焙干为末，每服二钱，空心温酒调下。若三十岁以上生产少者，不用桂姜，却以炒生姜、红花各二两。

第二论　胎衣不下者如何？

答曰：母生子了，血流入衣中，为血所胀，遂不能下，若治之稍缓，则满腹中上冲，心胸疼痛，喘急难治，但服夺命丹，速去衣中血，血散胀消，胎衣自下而无所患矣。夺命丹。

附子半两炮，去皮脐　牡丹皮一两　干漆一分，研碎，炒令烟出

上为末，用醲醋一升，大黄末一两，熬成膏，和药丸如绿豆大，温酒送下五七丸，不计时候。

第三论　难产者如何？

答曰：胎侧则成形块者，呼为儿枕，子欲生时，枕破，败血裹其子，故难产，但服胜金散治之。逐去败血，儿即自生。若横生、逆生皆治之。

麝香一钱　盐豉一两，用旧青布裹，火烧令通红，急以乳槌研为细末。

上为末，取秤槌烧红，以酒淬之，每服调一钱。

第四论　闷绝不知人事者如何？

答曰：产后血气暴虚，未得安静，血随气上攻，迷乱心神，眼前生花；极甚者，令人闷绝，不知人事，口噤、神昏、气冷，医者不识，呼为暗风。若如此治之，必难愈，宜服清魂散。

泽兰叶一分　人参一钱　荆芥穗一两　芎半两　甘草二分，炙

上为末，每服一钱，热汤半盏，入温酒半盏，调匀，急灌之，药下便愈。

第五论　口干痞闷者如何？

答曰：产宫、胃太虚，血气未定，食面太早，胃不能消化，面毒积聚于胃脘，上熏胸中，是以口干烦

渴，心下痞闷。医者不识，认为胸膈壅滞，以药下之，万不能一，但服眼儿现丸。

姜黄　京三棱炮　毕澄茄　人参　陈皮去白　高良姜　蓬莪术

上等分为末，用细切萝卜慢火煮令烂，研细，将余汁煮面糊为丸，绿豆大，每服十丸，萝卜汤下，不拘时候。

第六论　产后乍寒乍热如何？

答曰：阴阳不和，败血不散，皆作乍寒乍热。产后血气虚损，阴阳不和，阴胜则乍寒，阳胜则乍热，阴阳相乘，则或热。若因产劳伤脏腑，血弱不能宽越，故败血不散，入肺即热，入脾即寒，医人若作寒疟疾治之则谬矣。阴阳不和，宜服增减四物汤，败血不散，宜服夺命丹。

又问：二者何以别之？答曰：时有刺痛者，败血也。但寒热无他证者，阴阳不和也。增减四物汤。

当归　芍药　芎　人参　干姜炮裂，各二两　甘草四两，炙

上为末，每服二钱，水一盏，生姜五片，同煎至六分，去滓，微热服，不计时候。

第七论　产后四肢虚肿者如何？

答曰：产后败血乘虚停积于五脏，循经流入四肢，留淫入深，回还不得，腐坏如水，故令四肢面目浮肿。

医者不辨，作气治之，凡水气多用导水药极虚之，夫产后既虚又以药虚之，是重虚也，但服调经散，血行肿消，则病自愈。

没药一钱，研　琥珀一钱，研　桂去粗皮，半钱　芍药一钱　当归一钱　麝半钱　细辛半钱

上为末，每服半钱，生姜汁、温酒各少许，调匀服之。

第八论　产后不语者如何？

答曰：人心有七孔三毛，产后血流气弱，多致停积，败血闭于心窍，神志不能明了。又心气通于舌，心气闭则舌亦强矣，故令不语，但服七珍散。

人参　石菖蒲　川芎　熟地黄各一两　细辛一钱防风半两　朱砂半两，研

上为末，每服一钱，薄荷汤调下，不拘时候。

第九论　产后乍见鬼神者如何？

答曰：心主身之血脉，因产伤耗血脉，心气则虚，血停积，上干于心，受触激，遂生烦躁，坐卧不安，乍见鬼神，言语颠错。医者不识，呼为风邪，如此治之，必不能愈。但服调经散，加生龙脑一捻，得睡即安。调经散方在第七论中。

第十论　产后腹痛又泻痢者如何？

答曰：产后肠胃虚怯，寒邪易侵。若未满月，饮冷当风，则寒邪乘虚进袭，留于胸腹，散于腹胁，故

腹痛作阵；或如锥刀所刺，流入大肠，水谷不化，洞泄肠鸣；或下赤白，腹胁颠胀；或走痛不定，急服调中汤立愈。医者若以为积滞取之，则祸不旋踵矣。

高良姜　当归　桂去皮　芍药　附子炮，去皮脐

川芎各一两　甘草半两，炙

上为粗末，每服三钱，水三盏，煎至一盏，去滓热服。

第十一论　产后遍身疼痛者如何？

答曰：产后百节开张，血脉流走，遇气弱则经络、分肉之间血多留滞，累日不散，则骨节不利，筋脉引急，故腰背转侧不得，手足摇动不得，更身热疼痛。医者以为伤寒治之，若出汗则筋脉动惕，手足厥冷，变生他病，但服趁痛丸，以墨涂之。

牛膝　当归　桂去皮　白术　黄芪各半两　薤白一

分　独活半两　生姜半两　甘草一钱，炙

上为粗末，每服半两，水五盏，煎至二盏，去滓，热服一盏。

第十二论　产后大便秘涩者如何？

答曰：产卧水血俱下，肠胃虚竭，津液不足，故大便秘涩。若过五六日腹中闷痛者，乃有燥粪在脏腑，以其干涩不能出耳。宜服麻仁丸，更以津润之。若误以为热而投寒药，则阳消阴长，变动百生，性命危矣。麻仁丸。

麻仁研　枳壳炒　人参各一两　大黄半两

上为末，炼蜜丸如梧桐子大，每服二十丸。服时温酒、米饮任下，未愈渐加丸数，不可太过。

第十三论　产后口鼻黑气起及鼻衄如何？

答曰：阳明者经络之海，起于鼻交頞中，还出侠口，交人中之左右。是盖因夫产后气消血散，荣卫不理，散乱入诸经络，回还不得，致令口鼻黑气起及变鼻衄。此缘产后诸虚热，变生此疾，不可治也。名曰脾绝肺散。

第十四论　喉中气急喘者如何？

答曰：荣者血也，卫者气也。荣行脉中，卫行脉外，相随上下，谓之荣卫。因产后下血过多，荣卫暴竭，气无所生，独聚于肺中，故令喘也。此名孤阳绝阴，为难治。若恶露不快，败血停凝，上熏于肺，亦令喘急，可服夺命丹。方见前第二论中。

第十五论　产后中风者如何？

答曰：产后五七日内强力下床，或一月之内伤于房室，或怀忧悲怒扰，荡泄和气，或因着灸，惊惕脏腑。得疾之初，眼涩口噤，肌肉相搐，腰脊筋急强直者，不可治。此乃人作，非偶尔中风所得也。

第十六论　产后心痛者如何？

答曰：心者血脉之主，人有挟宿寒，因产大虚，寒搏于血，血凝滞不得消散，其气逆上，冲击于心经，故心痛，宜以大岩蜜汤治。寒则去，血脉温则经络通心痛自止。若误以为有所伤治之，则虚极而寒益甚矣。心络寒甚，传心之正经，则变成心痛者，朝发则夕死。是药不可轻用也。

干地黄　当归　独活　吴茱萸　芍药　干姜炮　甘草炙，各一两　细辛半两　桂一两，去粗皮　少草一两，远志叶是也

上为粗末，每服半两，用水三大盏，煎取一盏，去滓微热。

第十七论　产后热闷气上转为脚气者如何？

答曰：产后卧，血虚生热，复因春夏取凉过多，地之蒸湿，因足履之，所以着成脚气。其状热闷掣废，惊悸心烦，呕吐气上，皆其候也，服小续命汤两三剂必愈。若误以败血药攻之，则血去而病益增矣。

人参　黄芩　官桂去皮　白术　防己　麻黄去节川芎　芍药　甘草各一两　生姜五两　防风两半　附子一枚，去皮

上为末，每服半两，用水五盏煎，去滓温服。

第十八论　产后出汗多而变痉风如何？

答曰：产后血虚，内里不密，故多汗。因遇风邪搏之，则变痉风也。痉者口噤不开，背强而直，如发痫状，摇头马鸣，身反折，须臾十发，息如绝。宜速斡开口，灌小续命汤，稍暖即出汗如雨。受拭不及者

不治。

第十九论 产后下血过多虚极热生风如何？

答曰：妇人以荣血为主。因产血下太多，气无所主，唇青、肉冷、汗出，目瞑神昏，命在须臾，此皆虚热，非风也，可服济危上丹。若以风药治之，则误人矣。

乳香研 石灵脂 硫黄研 陈皮去白 桑寄生 真阿胶炙烊，炒成米子 太阴玄精石研

上将上四件同研匀，石器内微火上炒动，勿令焦着；炒了再研细，后入余药末，用地黄汁煮糊为丸，绿豆大，每服酒下二十丸，当归酒尤佳。

产后十八论 方凡六道

一曰产后因热病胎死腹内者如何？

答曰：盖因母患热病，经六七月间脏腑热，遂煮其胎，热是致死，故知之。缘死即身热痛，只用沫出，爪甲指黑，四肢逆冷，但服乌金散，其胎即下。

二曰产难者如何？

答曰：盖其胎以或成形，为食实物后，十月足日，食有余，遂有成块，呼为儿枕。欲生时块破，遂血裹其子，故难产。但服乌金散解其败血即自生，或横生、逆生不下，并宜服之。

三曰产后衣不下者如何？

答曰：母生子了，产后血入衣中，被血所胀，故当难下。但服乌金散，去其衣中血即下。如带断亦同。

四曰血晕者如何？

答曰：产后三日，起坐不得，眼前生花，即运走五脏，流入汗血。医人不识，呼为暗风，但可服乌金散。

五曰口干心闷者如何？

答曰：产后七日以来，血气未尽，盖为母食面，结盛心上，是以烦躁干渴。医人不识，将谓胸膈不利，壅滞所致，乌金散立效。

六曰乍寒乍热者如何？

答曰：产后虚羸，败血入于肺脏，即热即寒。医人不识，呼为疟疾误也，宜服乌金散立效。

七曰产后虚肿者如何？

答曰：血败于五脏，流入四肢，即还不得，遂成脓血。医人不识，呼为水气、血气。何以知之？若水气，喘而小肠涩；血气伤而四肢寒。但服乌金散，姜酒调下，须臾服朱砂丸，令泻下毒物即愈。

八曰乍见鬼神者如何？

答曰：败血流入于心，心不受触，遂被心热，极燥两三日，言语癫狂。医人不识，呼为风邪，太误。宜服乌金散疗之。

九曰产后月内不语如何？

答曰：人心有孔，孔内有毛，产后败血闭毛，故不语也。宜服乌金散。

十曰腹内疼痛兼泻痢者如何？

答曰：产后未满月，饮冷水与血相聚，大肠水谷不化，或腹胀痛，急服乌金散，更加服气药、止泻药。

十一曰产后遍身疼痛者如何？

答曰：产后百节开张，败血走流诸处，留停日久不散，结聚成此疼痛，宜服乌金散有效。

十二曰产后血崩者如何？

答曰：产后败血、恶露自下未止间，早先治之，及食咸酸之物，遍体无血色，腹痛难治。肝家欲发，寒热作闷，宜服乌金散，须服朱砂丸。

十三曰产后血气不通咳嗽者如何？

答曰：产后咳嗽，多以食热面壅纳，或热病、或有气块，发时充心痛，气急咳嗽，四肢寒热，心闷口干，或时烦躁，睡梦惊悸气虚，肢体无力，宜服乌金散。

十四曰产后乍寒乍热，心痛，月候不来如何？

答曰：败血充心，痛绕脐腹，面色无彩，纵然得效，暂时痊安，不过两三日又发，服乌金散大效。

十五曰产后腹胀满，呕逆不定者如何？

答曰：败血停于脾胃，食充胃，胃充气，既不安即吐逆，充腹胀，急服乌金散，次服朱砂丸两三日，炒生姜钱，醋汤下七丸，立效。

十六曰产后口鼻黑气及鼻衄者如何？

答曰：败血入脏腑，头目却还不得，口干舌焦鼻黑起，是产后变作此候，名曰败肺，此不可治疗。

十七曰产后喉中气喘急者如何？

答曰：产后败血不尽，冷恶死血上冲心，过于心即传于喉，喉中即喘。医人不识，认作风涎，十死不治。

十八曰产后中风者如何？

答曰：产后七日，无故下床，一月之内，不伤房室，或因着热，有惊脏腑。风中之初，眼涩腰疼，似角弓之反张，牙关闭，急宜治之，亦非风疾所致也。乌金散。

干地黄熟水浸　肉桂去皮　蒲黄纸铫炒，以上各二两黑豆炒尽烟为炭，秤二两　当归洗　芍药　甘草炙　白姜炮，以上各一两

上为末，空心，日午夜中，热酒下两钱匕。忌生冷一切毒物。

茯神散。治产后血邪，心神恍惚，言语失度。

茯神去水一钱　人参　黄芪　赤芍药　牛膝　琥珀研　龙齿研，各七钱半　生地黄一两半　桂心半两

上为末，三钱，水煎服。

治产后胎衣不下。

鸡子白一个　滑石末二钱

上滩头急流水调下，立出。

治孕妇伤寒。

柴胡　前胡　川芎　川当归　地黄　人参　芍药
粉草

上等分为末，每服两钱，枣四枚，姜钱三片，同
煎服。要出汗加葱。

治孕妇伤寒涎嗽。

知母　杏仁去皮尖，炒　天门冬去心　桑白皮

上等分，为粗末煎，去滓服。

治妇人带下黄君正方，并治血崩不止。

茅花一握，炒　棕榈炭三寸　嫩莲叶三个　甘草节

上为末，空心，酒调半匙服。